AF336565

CAS RARE

DE

TUMEUR HÉMATIQUE

LONGUE ÉVOLUTION. — DIFFICULTÉS
DE DIAGNOSTIC CLINIQUE ET ANATOMIQUE.

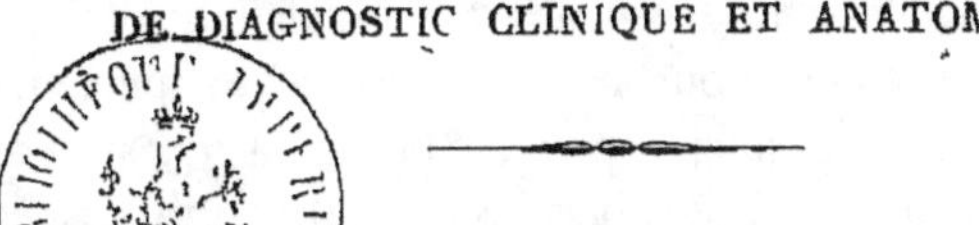

RAPPORT

SUR UNE OBSERVATION DE M. EDMOND SIMON

Lu à la Société anatomique le 31 août 1860

PAR

M. U. TRÉLAT.

OBSERVATION. — C..., passementier, âgé de cinquante-deux ans, entre, le 22 juin 1860, dans la salle Sainte-Vierge, n° 16, pour se faire guérir d'une fistule du bras qu'il porte depuis deux mois. Cet homme, trapu, bien musclé, paraît jouir d'une bonne constitution. Il n'a jamais été affecté que d'une maladie, et de cela il y a dix-huit mois. D'après les renseignements qu'il donne, on peut croire qu'il a été atteint d'une maladie du cœur. Un bruit de souffle rude couvrant tout le premier bruit du cœur manifeste encore son maximum d'intensité un peu au-dessous et en dedans du mamelon gauche. Cette affection a duré six semaines, elle a coïncidé avec une suppression d'hémorrhoïdes qui fluaient depuis dix ans, et n'a laissé d'autre inconvénient au malade que des palpitations légères et rares.

Il y a trois mois, une douleur est survenue spontanément à la

partie postérieure d'une tumeur qu'il porte depuis trente-cinq ans
au bras droit. Celle-ci s'est enflammée modérément et a fini par
donner lieu à la formation d'une petite bosse fluctuante qu'un
médecin a jugé à propos de ponctionner avec le bistouri. Un
liquide séreux, analogue à de la lavure de chair, s'en est écoulé.
L'ouverture qui a été pratiquée ne s'est pas refermée et a continué à laisser écouler un liquide de même nature jusqu'à pré-
sent, c'est à-dire depuis deux mois.

La tumeur qui a été le siége de cette inflammation modérée
date de 1825. Elle s'est montrée alors que le malade avait dix-sept
ans, à l'union du tiers inférieur avec les deux tiers supérieurs du
bras droit, sur sa face postérieure et un peu externe, sans avoir
été précédée de causes appréciables. Elle avait primitivement le
volume d'une noisette, roulait sous les téguments et sur les parties
profondes, et était parfaitement indolente. Petit à petit, et insen-
siblement, elle a continué à grossir en se développant vers le haut,
sans jamais être le point de départ de douleurs, sauf il y a trois
mois.

Le lendemain de l'entrée du malade à l'hôpital, on trouve une
tumeur occupant le tiers moyen de la face postérieure du bras
droit, mesurant 9 centimètres dans le sens vertical, et 8 centimètres transversalement, faisant une saillie d'environ 5 centimètres. La peau qui la recouvre n'offre aucune modification, si
ce n'est vers la partie postérieure et inférieure, où l'on trouve un
orifice fistuleux non déprimé et sans teinte violacée ni bride.
Excepté dans ce point, la peau est parfaitement mobile sur la
tumeur. Celle-ci glisse également sur les parties profondes, quand
on lui imprime des mouvements transversaux, mais elle est
moins libre de se déplacer dans le sens vertical. Ainsi on ne peut
la faire descendre au-dessous du point qu'elle occupe, et cela,
semble-t-il, à cause d'un pédicule fibreux qui la surmonte et qui
paraît se fixer immédiatement au-dessous de l'insertion inférieure
du deltoïde. On peut, au contraire, faire légèrement remonter
la tumeur de bas en haut quand les muscles sont dans le relâ-
chement; mais ce mouvement même devient impossible alors
que l'on commande au malade de fléchir le bras, tout en cher-
chant à s'opposer à cette flexion. Par le fait de cette contracture
énergique du triceps, on diminue également de beaucoup la

mobilité transversale de la tumeur. La surface de celle-ci est irrégulièrement hémisphérique, offrant deux ou trois bosselures à bases diffuses ou vagues. On lui trouve une consistance à peu près uniforme, intermédiaire à celle des tumeurs fibreuses et des tumeurs fongueuses. Quand on presse avec les deux pouces sur deux points assez voisins, on éprouve la sensation d'un craquement analogue à celui que produirait une mince lamelle osseuse qui se briserait profondément Le trajet fistuleux qu'elle présente est dirigé verticalement et est presque sous cutané. En effet, outre que pour faire pénétrer le stylet il faut le maintenir parallèle à l'axe du bras, on peut, en différents points, sentir vaguement son extrémité à travers la peau. A une profondeur de 5 à 6 centimètres, le stylet rencontre un corps dur qui donne la sensation d'une plaque osseuse ou calcaire. En interrogeant le malade, on apprend qu'il est sorti, avec le liquide séro-sanguinolent que fournit la fistule, de petites concrétions dures, que cependant on pouvait écraser entre les doigts et réduire à un état pulvérulent.

On ne trouve aucun ganglion engorgé sous l'aisselle. Avec ces données, MM. Velpeau et Trélat, l'un dans une leçon clinique, l'autre dans une épreuve de concours, arrivèrent l'un et l'autre, après un diagnostic différentiel des plus brillants, à conclure que cette tumeur devait être un fibrome qui avait subi des transformations calcaires, s'était enflammé et avait suppuré dans un point, qu'elle était située ou dans le muscle triceps brachiale, ou dans l'aponévrose musculaire.

Tous deux émirent l'opinion qu'on pourrait bien avoir affaire à une de ces variétés de lipomes semi-fibreux, semi-graisseux, qui finissent assez souvent par subir la fonte purulente. Mais les raisons qui empêchèrent M. Trélat de s'arrêter à cette idée, c'était la consistance, la situation, et enfin la marche toute spéciale de la tumeur. M. Velpeau fut également éloigné de cette hypothèse per ce fait, qu'il n'avait jamais vu de lipomes subir la transformation crétacée.

On pouvait donc cliniquement porter un pronostic assez favorable quant à la nature de cette tumeur, en faisant une réserve pour le cas où elle viendrait à répulluler après l'ablation. M. Trélat fit observer de plus que cette tumeur, recouvrant tout le triceps transversalement, son ablation devait entraîner l'interruption du muscle dans une certaine étendue, si, comme pouvait le faire présumer son peu de mobilité, quand le triceps était contracté énergiquement, elle occupait l'épaisseur de ce muscle : partant, un affaiblissement considérable du bras. Cette considération était extrêmement sage, car on avait affaire au bras droit d'un homme qui exerce une profession péni le.

Quoi qu'il en fût, tous deux conclurent à l'extirpation, à cause de l'opiniâtreté de la suppuration et des accidents dont pouvait devenir le point de départ une tumeur suppurant indéfiniment.

L'extirpation de la tumeur fut pratiquée sans difficulté le 27 juin. Après son ablation, elle offre encore le volume d'un petit œuf de dinde; elle est oblongue et d'un gris blanchâtre. On l'incise suivant sa hauteur, immédiatement sur le trajet fistuleux. Sa coupe montre qu'elle est constituée par une coque fibreuse très épaisse, circonscrivant une masse qui, par sa couleur, ressemble, à s'y méprendre, au tissu musculaire. Un examen attentif de ces parties fait reconnaître : 1° que la coque fibreuse, très épaisse, ayant de 4 à 8 millimetres d'épaisseur, suivant des points différents, est constituée par un tissu filamenteux, feutré, très serré; que par sa face externe elle se continuait superficiellement avec l'aponévrose brachiale; profondément avec le tissu musculaire du triceps, dont les fibres, moitié transformées en tissu fibreux, moitié conservant leurs caractères, sont incrustées sur cette face La couche musculaire, ainsi adhérente, est peu épaisse ; aussi n'est-on pas obligé de sacrifier le triceps dans toute son épaisseur.

On peut, à l'aide du doigt, énucléer le contenu, et alors la coque fibreuse offre une surface granuleuse ou un peu irrégulière, tapissée çà et là de concrétions calcaires, les unes des dimensions d'un grain de millet, les autres d'une surface de plus d'un centimetre carré, mais irrégulièrement découpées. On trouve même une de ces concrétions assez large, presque entierement libre dans le trajet fistuleux. En incisant cette coque en différents points, on découvre dans sa partie superficielle plusieurs petits foyers purulents qui pourraient bien être le résultat de l'irritation produite par les examens multipliés dont cette tumeur a été le siége depuis l'entrée du malade.

Le contenu de cette coque fibreuse avait tout à fait l'aspect du tissu musculaire. Aussi la première impression de M. Velpeau fut elle de croire avoir affaire à une tumeur charnue, résultant de l'organisation homologue d'un blastème épanché près du muscle. Mais avec un peu d'attention, on peut reconnaître que cette masse est d'abord formée de deux noyaux, à peu près égaux en volume et des dimensions d'une noix : l'un, inférieur, est un peu plus pâle que le tissu musculaire; l'autre, le supérieur, est au contraire d'un rouge plus vif. Surtout au centre et profondément, leur coupe est nette et n'offre pas l'aspect fasciculé du tissu musculaire; enfin, on peut en détacher des fragments avec facilité, et cela dans toutes les directions : ces fragments. on peut avec un peu de force, les écraser entre les doigts. En un mot, ces masses, par leur couleur, mais surtout leur texture et leur consistance, ressemblent tout a fait à la fibrine concrétée de vieux épanchements sanguins Elles sont séparées l'une de l'autre par une espèce de cloison, d'un blanc jaunâtre, beaucoup moins friable que les noyaux C'est entre ces masses et la coque fibreuse amincie qu'existait le trajet fistuleux.

M. Robin voulut bien faire l'examen microscopique de la tumeur, et voici la note qu'il a remise ·

Note de M. Ch. Robin.—« Tumeur dont la masse homogène grisâtre et la masse rougeâtre sont formées de fibrine offrant toutes les modifications qu'on observe dans les couches de poches anévrysmatiques, depuis l'état fibrillane encore reconnaissable dans la partie rouge jusqu'à l'état de masse homogène, élastique, friable, aréolaire, par places sous le microscope, que présente la portion grise. Dans l'une et l'autre masse morbide, il y a des globules blancs inclus dans la fibrine. Ils sont plus nombreux et en amas par places dans la portion rougeâtre ; celle-ci doit sa courbure à la présence d'une grande quantité de fines granulations rougeâtres, ou mieux brunâtres sous le microscope, telles qu'en montrent les globules sanguins en voie de dissociation dans les caillots apoplectiques. Ces divers aspects sont pas rares dans les épanchements sanguins qui compliquent parfois les goîtres, les tumeurs da la parotide, dans certaines hématocèles du scrotum, etc. Les parois fibreuses enkystant cette fibrine sont un tissu fibreux de nouvelle génération, avec beaucoup de substance amorphe granuleuse en certains points et sans fibres élastiques. Elle est accompagnée de dépôts de granules calcaires formant des plaques incrustantes en quelques endroits, telles que celles qu'on trouve fréquemment dans des kystes proprement dits anciens et dans les parois d'enkystement de nouvelle génération de diverses tumeurs hématiques et autres. »

Nous pouvons donc conclure :

1° Que l'on avait affaire ici à une tumeur hématique dont la fibrine, continuant à vivre au milieu des tissus, avait amené la formation d'une coque celluleuse très épaisse et serrée.

2° Que, bien que le malade ne se soit jamais aperçu d'un développement plus brusque à un moment qu'à un autre, cependant cette tumeur avait dû se développer en deux fois différentes, car elle est constituée par deux noyaux.

3° Que probablement elle a dû continuer à être en relation avec le système vasculaire : *a.* parce que la fibrine a persisté au milieu de tissus où habituellement elle est résorbée ; *b.* parce que cette tumeur s'est accrue d'une façon incessante, quoique lente.

4° Que l'on a affaire ici à une variété de tumeur rare pour la région où on l'a rencontrée, mais assez commune dans la glande thyroïde.

Nous avons recherché avec soin si une petite artère ne venait pas s'ouvrir à la surface externe de la coque. Nous avons bien trouvé une artère du volume d'une plume de corbeau, incrustée dans cette coque à sa paroi postérieure et intérieure ; mais, fait assez inexplicable, une injection avec de la térébenthine colorée la distendait, mais elle ne pénétrait pas à l'intérieur de la coque et ne ressortait pas en jet au dehors, mais bavait sur plusieurs points voisins de la coque fibreuse extérieurement. Il semblait que cette petite artère perdait tout à coup son calibre pour se diviser en capillaires ténus.

Enfin, nous croyons pouvoir émettre l'opinion que le dianostic absolu de cette tumeur était à peu près impossible à porter sur le vivant. Peut-être l'écoulement séro sanguinolent incessant dont elle fut la source dans ces derniers mois, les craquements dont elle était le siége quand on la pressait méthodiquement, et enfin sa parfaite indolence, pourraient-ils être regardés comme des caractères spéciaux et devraient-ils faire soupçonner une tumeur de cette nature, si on les rencontrait de nouveau. Ceci est une simple hypothèse que nous nous permettons d'émettre en terminant cette curieuse observation.

RAPPORT DE M. TRÉLAT.

Au temps de l'Académie de chirurgie et jusqu'au commencement de ce siècle, on décrivait sous le nom de *loupes*, des tumeurs circonscrites, indolentes, de forme régulière, placées sous le tégument et pourvues ou privées de kyste (Boyer, *Loupes*). Elles étaient dures, molles, adhérentes, détachées, mobiles, charnues, variqueuses, glanduleuses, graisseuses, etc. (J.-L. Petit, *Des goîtres et des loupes*). On conçoit sans peine qu'avec une pareille définition, les loupes devaient tenir une large place parmi les tumeurs ; en effet, après les anévrysmes et les inflammations, Boyer se contentait de décrire le squirrhe, le cancer, l'œdème et les loupes. Cela comprenait toutes les tumeurs.

Ce petit coup d'œil rétrospectif nous fait voir quels immenses progrès a faits la science depuis cette époque. La clinique nous a fait mieux connaître comment se développent les tumeurs, si elles marchent avec lenteur ou rapidité ; elle nous a dit leurs évolutions normales ou accidentelles, leurs terminaisons, leur curabilité durable ou passagère. Mais ce travail, qui est le véritable but de la chirurgie, ne pouvait être conduit d'une manière utile qu'en s'étayant sur une connaissance plus exacte des désordres matériels. L'anatomie pathologique n'a point failli à cette importante mission. Faisant appel à tous les moyens d'analyse, elle a demandé à la chimie la composition des substances homogènes, amorphes ; au microscope, elle a demandé la révélation des formes élémentaires. Les anciennes classifications, fondées sur de grossières apparences, n'ont pu résister à des recherches qui indiquaient des différences essentielles entre des tumeurs confondues jusque-là sous un nom commun. C'est ce qui est arrivé pour les loupes ; aux dépens de cette classe trop compréhensive, on a écrit l'histoire des tumeurs érectiles, des kystes dermoïdes, des lipomes, de certaines tumeurs fibreuses, de tumeurs ganglionnaires, etc.

Cependant J. Hunter avait conclu de ses expériences sur la réunion des plaies et la cicatrisation, que le sang peut s'organiser et fournir les éléments de la réparation, croyance erronée qui impressionna vivement les esprits, et dont aujourd'hui encore on retrouve des traces. Il y a une trentaine d'années, un de nos maîtres les plus éminents, M. Velpeau, étudiant la contusion et ses suites, fut frappé de la longue durée de certains épanchements sanguins, de leurs transformations, des rapports étiologiques qui existent parfois entre des tumeurs de natures très diverses et un ancien traumatisme, cela le conduisit à *regarder comme une conjecture très vraisemblable* que les loupes, les tumeurs des bourses synoviales, les grains hordéiformes, les corps étrangers des articulations et des séreuses, les corps fibreux, certaines tumeurs à marche grave, ne reconnaissent pas d'autre cause que les transformations du sang épanché.

Aujourd'hui nous sommes en mesure d'affirmer que dans la majeure partie des cas, ces conjectures ne se sont point réalisées. Notre honorable président, M. Cruveilhier, a écrit : « Le sang extravasé ne s'organise jamais. » Et cela est parfaitement vrai, si, par organisation, on entend : disposition sous forme de tissu d'un élément anatomique normal ou morbide. Jamais on n'a pu montrer un coagulum sanguin à une phase quelconque d'organisation. Mais si l'on veut dire que les épanchements de sang peuvent subir de nombreuses transformations qui toutes sont le résultat de phénomènes de réaction, d'enkystement ou d'absorption, se produisant autour d'eux ou à leurs dépens, alors tous les observateurs s'accordent à reconnaître ces formes très diverses, mais qui témoignent de la parfaite passivité de l'épanchement. Je pourrais citer ici presque tous les auteurs contemporains ; je me borne à cette phrase très nette que j'emprunte à M. Lebert (*Physiologie pathologique*, t. II, p. 86). « Les épanchements sanguins qui s'entourent d'un kyste simple ou multiple peuvent subir les transformations les plus diverses, et être pris alors pour des tumeurs d'une nature tout à fait différente de celle à laquelle ils doivent leur origine. » Et M. Lebert ne parle pas seulement des difficultés du diagnostic clinique, mais aussi du diagnostic anatomique, pièces en main ; car il ajoute quelques lignes plus bas, que le microscope permettra de constater dans ces masses dures ou molles et amorphes l'absence de tout produit osseux, fibreux, tuberculeux, cancéreux, etc.

Ainsi le sang épanché ne s'organise pas, il subit des transformations et revêt des aspects très variables, souvent très trompeurs. Ces données générales vont trouver leur application dans l'examen du travail qui nous a été remis par M. Simon.

On peut en quelques mots donner l'idée de la tumeur que notre collègue a pris soin de décrire si complétement. C'était une masse de fibrine à différents degrés de décoloration, enveloppée par une épaisse couche fibreuse à incrustations calcaires ; cette couche pariétale adhérait fortement au triceps huméral Ainsi définie, cette tumeur est d'une appreciation facile, et chacun de ceux qui m'écoutent a déjà pensé sans hésiter à un épanchement sanguin enkysté. Mais au moment où, l'opération finie, on put examiner la tumeur, je vous assure que la première impression fut celle de l'étonnement ; car personne ne s'attendait à trouver un pareil aspect de la production morbide. Il y a donc lieu de rechercher si nous sommes dans le vrai, et, par suite, d'examiner toutes les possibilités qui peuvent se présenter à l'esprit.

Nous plaçant ici à un point de vue purement anatomique, nous nous demanderons si l'on pouvait songer à une tumeur vasculaire guérie, à une hémorrhagie dans l'épaisseur d'un lipome ou d'un fibrome, et enfin nous arriverons à l'idée d'un simple épanchement.

Remarquons tout d'abord que le siége eût été bien insolite pour un anévrysme ; la partie postérieure et externe du bras ne présente que des vaisseaux d'un médiocre calibre, et je ne me souviens pas d'une seule observation de cette nature. Et puis ce -ne pourrait être qu'un anévrysme guéri ; or cette guérison n'a lieu que de deux façons : par inflammation du sac et de son contenu, et par coagulation fibrineuse. Dans cette dernière, on trouve la fibrine disposée en couches stratifiées, régulières et concentriques ; il n'y avait ici rien de pareil, mais une masse divisée en deux parties semblant s'être formées chacune tout d'une pièce. La guérison par inflammation n'est guère plus admissible, car celle-ci se termine ou par résolution, et alors les caractères de l'anévrysme se reproduisent tels qu'ils étaient auparavant, ou par suppuration avec ouverture de la tumeur et issue de caillots passifs mêlés de pus, ou enfin par gangrène. Jamais, chez notre malade, aucun de ces phénomènes n'a été observé, et si, il y a un an, la tumeur a été le siége d'une poussée inflammatoire sur laquelle nous reviendrons du reste, il n'est pas possible d'entrevoir la moindre analogie entre cette circonstance et une inflammation d'anévrysme. Disons enfin que la paroi fibreuse présentait ici une épaisseur qu'on ne rencontre pas dans les poches anévrysmales, et qu'aucun vaisseau ne venait s'ouvrir dans la tumeur. Il me paraît donc établi que cette tumeur ne saurait être considérée, en aucune façon, comme un anévrysme.

Vous penserez peut-être, messieurs, que je me bats ici contre les moulins, et que je cherche à prouver une chose évidente. Je ne l'eusse pas fait, si je ne trouvais dans les conclusions du travail de M. Simon quelques phrases qui, sans être explicites, indiquent cependant, de sa part, une certaine propension vers l'anévrysme. Ainsi, quoique le malade ne s'en soit jamais aperçu, la tumeur a dû se développer en deux fois différentes, car elle était constituée par deux noyaux; elle a dû continuer à être en relation avec le système vasculaire, parce que la fibrine a persisté au milieu de tissus où habituellement elle est résorbée, parce que cette tumeur s'est accrue d'une façon incessante, quoique lente.

Que veulent dire ces mots « être en relation avec le système vasculaire » ? Rien, car M. Simon nous dit lui-même qu'une petite artère grosse comme une plume de corbeau se perdait en capillaires ténus sur les parois de la coque fibreuse; donc elle ne s'ouvrait pas dans le kyste. Quant à la persistance de la fibrine, s'il est juste de reconnaître que cette substance disparaît, en général, sous l'influence de l'absorption, il faut savoir, cependant, qu'elle peut parfaitement résister à ces influences. Je renvoie sur ce sujet aux auteurs du *Compendium* (t. I, p. 396), à M. Cruveilhier (*Anatomie pathologique*, t. III, p 511), et à M. Lebert (*Physiologie pathologique*, t. II, p 80).

D'où vient alors que la tumeur ait continué à s'accroître,

que peut-être même elle ait subi récemment une brusque augmentation ? C'est là un phénomène assez fréquent dans presque toutes les variétés de tumeurs sanguines , phénomène que M. Gosselin a bien décrit pour les hématocèles. Quoique bien enkysté, le coagulum détermine une irritation des parois dont le résultat est une nouvelle exhalaison sanguine. Ce fait a été déjà remarqué par M. Velpeau, M Larrey et d'autres dans des cas que nous aurons occasion de citer.

Je serai beaucoup plus bref pour l'hypothèse du lipome et du fibrome. Évidemment, la seule chose admissible ici, c'est qu'au centre d'une très ancienne tumeur fibreuse ou graisseuse il s'était fait un épanchement de sang. Cet épanchement avait déterminé une inflammation qui avait modifié sensiblement les caractères primitifs.

Cette manière de voir ne me paraît pas pouvoir résister aux arguments suivants : tandis que les kystes sanguins, les hémorrhagies, sont fréquents dans les tumeurs à marche rapide et maligne, ils n'ont jamais, que je sache, été vus dans les tumeurs fibreuses et graisseuses. Si nous avions eu affaire à un lipome, on aurait, en quelques points de la périphérie, trouvé des lobules de graisse intacts, il n'y en avait pas un seul. Le tout était constitué par du tissu fibreux, non cette variété qu'on observe dans les tumeurs du même nom , mais bien un tissu avec beaucoup de substance amorphe, granuleuse et sans fibres élastiques Ces caractères, d'après notre éminent collègue, M. Robin, sont ceux des néoplasmes fibroïdes, des kystes adventices de génération postérieure à leur contenu.

Voici donc une première question jugée . au point de vue anatomo-pathologique, notre tumeur n'est pas de nature vasculaire, ce n'est ni une production graisseuse, ni une production fibreuse plus ou moins altérée. Il est inutile de rechercher si cela ne pourrait pas être l'une quelconque des autres tumeurs que nous connaissons ; il n'y a pas même prétexte à comparaison. Nous arrivons donc à cette conclusion déjà énoncée : c'est un épanchement sanguin fort ancien, ne présentant plus qu'un coagulum dense de fibrine et de globules altérées et solidement enkystés dans une paroi fibreuse avec quelques concrétions calcaires.

Comment s'est développée cette affection ? Quelle cause reconnaît-elle ? Il y a ici un petit point litigieux à éclaircir. Notre malade, qui a aujourd'hui cinquante deux ans, en avait dix-sept quand il constata l'existence de sa tumeur ; elle était grosse comme une noisette, mobile, indolente. M. Simon nous dit dans son observation qu'elle (la tumeur) parut sans causes appréciables. Cependant, quand j'interrogeai le malade pour savoir s'il n'avait pas souvenir d'avoir reçu un coup, fait une chute, etc., il me répondit qu'il ne se rappelait rien de semblable, mais qu'au bout de trente-cinq ans il pouvait bien avoir perdu ce souvenir. Les coups et les chutes ne sont pas un événement bien remarquable pour un jeune homme de dix-sept ans fort et bien portant ; si la douleur ou la maladie ne vient pas marquer leur pénible empreinte dans son souvenir, il a bien vite oublié un fait de si minime conséquence ? Qui de nous, je vous le demande, pourrait raconter l'histoire de toutes ses ecchymoses, de toutes ses bosses sanguines. Si donc nous ne sommes pas en droit de dire qu'il y a eu une cause traumatique, une contusion, rien ne nous empêche de le penser, d'autant plus que, dans les quelques observations analogues éparses dans les recueils, cette cause n'a jamais fait défaut.

Je viens de dire « les quelques observations. » Celles-ci sont peu nombreuses, en effet, et presque toutes offrent avec la nôtre une différence que je vous prie de remarquer. Qu'arrive-t-il le plus souvent d'un épanchement sanguin ? Il est lentement résorbé, il s'enflamme et s'abcède, il s'enkyste, mais presque toujours à la condition que les parties solides disparaissent, et qu'il ne reste plus que du liquide. C'est surtout dans le tissu cellulaire que ces conditions favorables à l'absorption sont bien remplies. N'utilise-t-on pas chaque jour, en chirurgie, cette faculté absorbante du tissu cellulaire quand on écrase ou qu'on divise sous la peau un kyste tendineux, un hygroma à contenu séreux, etc ? Aussi voit-on très rarement la matière solide du sang persister dans de semblables conditions. Que si, au contraire, l'épanchement a lieu dans une cavité préparée d'avance, une bourse séreuse normale ou accidentelle, il rencontre une surface lisse, plus apte à sécréter qu'à absorber ; il est emprisonné dans ce kyste préexistant, et va durer un temps impossible à déterminer. C'est ce qui arrive dans le plus grand

nombre des observations que je signale, et c'est là précisément
la différence importante sur laquelle je voulais attirer votre attention Peut-être même est-ce forcer quelque peu l'analogie
que d'assimiler l'hygroma hématique à un épanchement sanguin
enkysté. Il y a cependant de telles ressemblances cliniques et
anatomiques quand on envisage les deux affections longtemps
après leur début, que ce rapprochement semble permis. La
bourse séreuse prérotulienne paraît avoir le privilége de ces hy-
gromas sanguins très persistants ; c'est, du moins, le siége qu'af-
fectaient ces tumeurs, observées trois fois par M. Velpeau (*Ar-
chives*, 1re série, t. XI, p. 564 ; t. XIII, p. 531 ; Cruveilhier,
Anatomie pathologique, t. III, p. 521), et une fois par M. De-
nonvilliers (*Bulletins de la Soc. de chirurgie*, t. VI, p. 248) ;
et l'on peut être surpris que la bourse olécrânienne ne se com-
porte pas de la même façon.

Nous avons vu précédemment que notre tumeur avait gra-
duellement augmenté de volume, et j'ai cherché à expliquer ce
mode de développement ; il présente parfois dans sa marche des
particularités qu'il n'est pas inutile de faire connaître. Dans certains cas, une nouvelle contusion sur la tumeur détermine un
accroissement rapide ; dans d'autres, c'est une maladie fébrile
siégeant dans de tout autres organes. Lassus (*Pathologie chi-
rurgicale*, t. I, p. 487) raconte qu'un homme eut au bras une
contusion qui, après le traitement, laissa une tumeur grosse
comme un œuf de pigeon ; elle resta deux ans dans le même état,
mais sous l'influence d'une affection pyrétique grave elle devint
grosse comme une tête d'adulte. Plus tard même, elle se gan-
grena et causa la mort du malade. Dans le fait de M. Larrey
(*Bulletins de la Société de chirurgie*, t. VI, p. 246), dont j'ai
déjà parlé, on lit qu'un officier reçoit une balle morte au bas de la
cuisse ; au bout de quelques mois, on constate l'existence d'une
tumeur, et c'est seulement après quatre ans que l'accroissement
de la tuméfaction et la douleur conduisent le malade auprès d'un
chirurgien.

Ces tumeurs hématiques peuvent parfaitement être envahies
par l'inflammation, ainsi que nous le voyons chez notre malade
et chez celui de Lassus, dont je viens de parler ; elles deviennent
plus ou moins douloureuses, tendues, et présentent bientôt quel-

ques points fluctuants. C'est là, pour le dire en passant, une
cause d'erreur dans le diagnostic, car les lipomes et les fibromes
s'enflamment aussi après avoir été de longues années indolents.
C'est ce dont témoignent les observations de M. Velpeau (Hélert,
De l'inflammation du lipome, thèse inaugurale, 1849), de
M. Michon (Cruveilher, *Anatomie pathologique*, t III, p 318),
de M. Chassaignac (*Bulletins de la Société de chirurgie*, 1860).
On conçoit alors l'embarras du chirurgien en présence d'une
tumeur à marche bénigne, à caractères peu tranchés, et présentant un foyer séreux ou purulent. Aussi, en pareille circonstance, c'est après bien des tâtonnements et souvent même après
une opération qu'on arrive au diagnostic.

Puisque nous parlons de diagnostic, c'est le lieu d'examiner
rétrospectivement s'il était possible dans le cas actuel. Possible,
sans doute ; car, en médecine, il ne faut jamais dire qu'une
chose est impossible ; mais il y avait de bien grandes difficultés,
et j'avoue que je n'avais pas un seul instant songé à ce qui existait réellement. Il n'y aurait rien d'étonnant que moi, dont l'ex-
périence est encore assez restreinte, je n'eusse pas découvert la
vérité ; mais quand je vois un chirurgien aussi riche d'observation et aussi rompu au diagnostic que M. Velpeau, suivre exac-
tement la même marche que moi pour arriver à une conclusion
presque identique, je me rassure et me console d'une erreur
uniquement scientifique, et ne pouvant porter aucun préjudice
au malade. Cependant chaque fait porte avec lui son enseigne-
ment, et, en regardant avec attention, on trouve ici un ensemble
sémiologique qui pourrait être utile par la suite. S'il y a une
vérité démontrée en fait de diagnostic, c'est qu'on doit toujours
s'en tenir à l'idée la plus simple, la plus commune ; il ne faut
accepter le fait exceptionnel que quand il est irréfragable. Or,
que faisions-nous ? Nous invoquions des modifications de struc-
ture, de consistance, déterminées par l'inflammation, modifications mal définies et qui ne sont pas en général telles que nous
les rencontrions. Je vois en effet que, lorsqu'on a eu affaire à un
lipome abcédé, on a hésité entre un abcès simple, un kyste,
quelquefois un encéphaloïde. Si donc le lipome enflammé ressemble à tout cela, il ne doit pas ressembler à un épanchement
sanguin. En conséquence, si je rencontrais aujourd'hui une

tumeur très ancienne, non fluctuante, assez dure, n'offrant pas clairement les caractères du lipome ou du fibrome, encore moins ceux d'un abcès froid (car il en est de très longue durée), je rechercherais avec le plus grand soin si cela ne pourrait être un épanchement de sang réduit à ses matériaux solides.

Voici, messieurs, une question bien sérieuse, que malheureusement la pénurie des faits ne me permet pas de résoudre, je ne puis que vous l'indiquer. Ces collections hématiques sont-elles toujours des tumeurs à marche bénigne, ou bien peuvent-elles devenir le point de départ d'affections plus graves par leurs caractères, leurs chances de récidive, etc. ? Vous avez déjà vu que, dans le fait de Lassus, la tumeur avait passé du volume d'un petit œuf à celui d'une tête d'adulte ; c'est déjà grave, mais voici qui l'est bien davantage. Le malade de M. Larrey va consulter, au bout de quatre ans, un chirurgien qui extirpe incomplétement la tumeur : récidive six mois après. Pendant dix ans, état stationnaire, puis nouvelle extirpation très difficile, à cause des adhérences solides aux muscles et à l'aponévrose. Un an après, seconde récidive, même volume de la tumeur que l'année précédente ; on pratique une troisième extirpation, suivie de cautérisation au fer rouge. Vous croirez peut-être, messieurs, que j'ai été trompé par le titre ou les débuts de l'observation, et que je ne vous raconte là qu'une histoire de cancer récidivé. J'ai lu et relu cette observation, il n'y a pas de doute possible ; on a à plusieurs reprises examiné des portions de la tumeur au microscope, et aucun des chirurgiens qui ont fait ces recherches n'a trouvé les éléments du cancer. Non, la seule chose qui nous permette de comprendre cette ténacité dans la récidive, c'est que les deux premières opérations avaient été incomplètes par crainte d'entrer dans l'articulation du genou.

Quoi qu'il en soit, voilà une marche grave et de nature à inspirer de prudentes réserves pour le pronostic. Elle nous fournit en même temps une indication thérapeutique évidente. Il faut, de toute nécessité, lorsqu'on est décidé à pratiquer l'ablation de la tumeur, enlever la totalité du contenu et du kyste enveloppant. N'a-t-on pas maintes fois insisté sur cette nécessité pour l'hématocèle de la tunique vaginale, qui présente d'assez grandes analogies avec les tumeurs dont nous parlons ? Sans compter que. dans le cas possible, probable même, d'une récidive, au lieu d'avoir affaire à une tumeur ferme, bien circonscrite, bien limitée, on risque de tomber, ainsi que cela est arrivé à M. Larrey, dans une masse très irrégulière, plus ou moins diffluente et presque impossible à enlever d'une façon bien complète.

Paris. — Imprimerie de L. MARTINET, rue Mignon. 2.